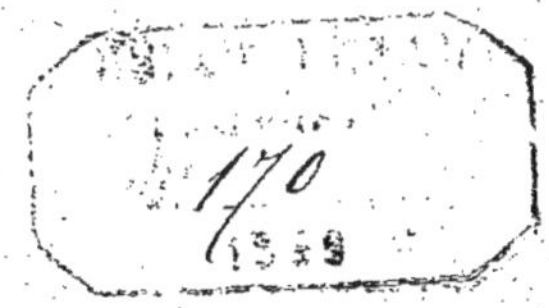

LA PELOTE HYGIÉNIQUE

Par M. Malherbe.

LA PELOTE HYGIÉNIQUE

Par M. MALHERBE,

Vice-Président du Conseil central d'Hygiène publique de la Loire-Inférieure,
Médecin en chef de l'Hôtel-Dieu de Nantes,
Professeur de Clinique médicale à l'Ecole de plein exercice,
Officier de l'Instruction publique.

L'éducation des enfants et des jeunes gens a été à toutes les époques et chez toutes les nations l'objet des méditations des esprits sérieux, pénétrés de cette pensée que préparer les jeunes générations en vue de l'avenir était une tâche des plus importantes et en même temps des plus ardues. Aujourd'hui, riches de l'héritage des siècles qui nous ont devancés, nous cherchons encore, nous sommes loin de la perfection. Pour se convaincre de cette vérité, qu'on jette un coup-d'œil sur les conditions actuelles de l'éducation professionnelle, on ne tardera pas à reconnaître que sur bien des points elles appellent de profondes modifications. L'apprentissage est pour les enfants des deux sexes l'occasion d'une foule de misères plus ou moins graves, dont une partie au moins pourrait leur être épargnée. Il y a là une vaste carrière ouverte à l'activité des hommes de bonne volonté; qu'ils s'y engagent résolument, les occasions de faire du bien ne leur manqueront pas.

L'étude approfondie de l'apprentissage dans les différentes professions soulève tant et de si importantes questions, qu'elle pourrait fournir les éléments d'un travail de longue haleine ; mais abstraction faite des difficultés qu'une pareille œuvre offrirait à chaque pas, on peut se demander s'il en découlerait des conséquences pratiques et si le mémoire n'irait pas simplement grossir le stock des écrits consacrés aux questions sociales et humanitaires qui sont restés sans application.

Ce n'est pas par un exposé brillant d'idées générales qu'on corrige les abus ; il faut les prendre corps à corps, et sans viser trop haut, s'attacher à un humble détail en s'efforçant de substituer une pratique meilleure à un usage reconnu mauvais.

Tel est le but que nous poursuivons : si nous l'atteignons, ce que nous aurons fait dans une direction, d'autres l'accompliront dans des directions différentes, et le progrès résultera de l'ensemble des efforts.

C'est dans cet espoir que nous proposons pour les ateliers de couture l'adoption d'une pelote que nous appelons hygiénique. Depuis longtemps nous étions frappé des inconvénients graves pour la santé des couturières de la position vicieuse et forcée qu'elles prennent en cousant. Les jambes sont croisées de manière à élever le genou droit sur lequel on fixe l'ouvrage, et la partie supérieure du corps est inclinée et courbée en avant pour que l'objet à coudre soit à portée des yeux. Avec un certain degré de myopie cette courbure s'exagère encore. Il est facile de concevoir tout ce qu'une pareille attitude apporte de gêne à l'accomplissement des fonctions des poumons et du cœur. Cette gêne augmente encore quand on se remet à l'ouvrage aussitôt après l'ingestion des aliments, et dans ces nouvelles conditions le travail de l'estomac se trouve entravé à son tour. Aussi ne doit-on pas s'étonner de rencontrer chez les personnes qui se

livrent avec continuité au travail de la couture, tant de
cas de dyspepsie, tant de troubles de la menstruation, etc.
Nombre de maladies. du cœur et des poumons ne recon-
naissent pas d'autres causes ; bien des avortements, des
accouchements difficiles et parfois mortels doivent encore
leur être attribués, parce qu'elles favorisent les positions
vicieuses du produit de la conception.

S'il en est ainsi pour les femmes adultes, le mal est
encore bien plus grand pour les apprenties. Les années
d'apprentissage répondent à la période de la vie où l'enfant
se transforme ; et souvent de petites filles d'une santé
florissante en entrant à l'atelier, après les fatigues de
l'apprentissage ne sont plus que des femmes frêles et
chétives qui fournissent un énorme contingent à la
phthisie, à la chloro-anémie, à l'hystérie, aux déviations
de la taille, etc. (1). Que dirons-nous de celles qui,
d'avance, sont déjà faibles et maladives ? Enfin on ne
doit pas oublier qu'il en est un certain nombre qui,
plus tard, deviendront mères et qu'on doit s'attendre
à les voir donner des produits chétifs comme elles,
au grand détriment de la race dont le type tend fata-
lement à s'abaisser. Il est inutile d'insister sur de pareilles
prémisses, leurs conséquences fâcheuses se présentent
d'elles-mêmes à l'esprit de chacun.

Le changement que nous voulons essayer d'introduire
dans les habitudes des couturières soit isolées, soit tra-
vaillant dans les ateliers, consiste dans l'emploi d'une
pelote pour attacher l'ouvrage. Au bord d'une table de la
hauteur d'une table à manger, à la place de chaque ou-
vrière serait fixée, au moyen d'un écrou ou à demeure,

<hr>

(1) Chacun sait que les mauvaises attitudes prises en écrivant sont au
nombre des causes des déviations de la taille.

une pelote portée sur une tige pourvue d'un mécanisme simple, permettant de l'élever et de l'abaisser à volonté, afin que le travail puisse se faire alternativement dans la position assise ou debout. Dans un cas comme dans l'autre, la colonne vertébrale serait maintenue dans une rectitude parfaite, et le changement fréquent de position répondrait au besoin de mouvement si impérieux chez les enfants, et irait au-devant de la fatigue qui résulte de la conservation prolongée de la même attitude.

L'utilité, l'urgence de cette réforme nous était démontrée depuis plusieurs années ; mais nous craignions, en mettant notre idée au jour, de nous heurter à la résistance que la routine a coutume d'opposer à toute innovation. Aussi hésitions-nous à aller en avant, comptant qu'à la première ouverture on nous répondrait : *On n'a pas l'habitude de travailler ainsi.*

L'honorable directeur de la pension Notre-Dame, M. Livet, si compétent sur les questions d'éducation en général, et d'éducation professionnelle en particulier, a fait cesser notre hésitation, en nous offrant de faire exécuter la pelote dans ses ateliers et de la faire essayer dans l'ouvroir de l'école communale de la rue Sarrazin, dirigée par Mme Provost. L'essai tenté a parfaitement réussi, comme le démontre la lettre suivante que l'habile directrice a adressée à M. Livet, en lui renvoyant le modèle de sa pelote :

« Monsieur,

» J'ai l'honneur de vous renvoyer la pelote que vous m'avez remise pour savoir si son emploi, dans les travaux de couture, pourrait être avantageux aux jeunes filles.

» Après en avoir fait essai avec plusieurs élèves, nous avons reconnu, les maîtresses ouvrières et moi, que cette

pelote serait d'une grande utilité sous le rapport hygiénique, en forçant les jeunes filles à garder une attitude
favorable à leur développement physique, et en corrigeant
même ce qu'il y aurait déjà de défectueux dans leur tenue.
Que n'y a-t-il pas à craindre pour elles si, dans le temps
de leur accroissement, elles se tiennent longtemps cour-
bées sur leur travail.

» Je crois donc qu'il serait très-bon d'admettre cette pelote dans toutes les maisons d'éducation où se trouve un
ouvroir, et surtout dans les ateliers où l'on travaille du
matin au soir.

» J'ai, Monsieur, une observation à vous faire sur le
prix assez élevé de l'objet en question ; il faudrait qu'il
fût de 3 fr. 50 c. à 5 fr. au plus ; je vous en demanderais
une vingtaine.

» Recevez, etc.

» Signé : D^{me} PROVOST. »

A ce qui précède, nous ajouterons que nous nous sommes
rendu à l'école communale de la rue Sarrazin, où Mme Provost nous a montré deux jeunes filles dont la taille avait
tendance à se déformer, et chez lesquelles l'usage de la
pelote hygiénique semblait avoir produit déjà une sensible
amélioration.

L'emploi de plus en plus répandu des machines à coudre
nous avait conduit à nous demander si nous n'arrivions
pas trop tard ; mais, de l'avis des personnes expertes, il
restera toujours à la couture à la main une assez grande
part pour que notre pelote puisse être l'objet de nom-
breuses et utiles applications.

Il ne reste plus maintenant qu'un desideratum à satis-
faire : il s'agit de fabriquer la pelote hygiénique dans des
conditions de bon marché qui la rendent acceptable par-

tout. Nous pouvons affirmer que cette dernière difficulté sera bientôt vaincue (1), et nous espérons qu'alors notre humble invention rencontrera chez les maîtresses de couture un accueil qui lui permette de faire tout le bien que, selon nous, elle est destinée à réaliser.

Nous avons la certitude que les personnes qui auront vu fonctionner notre appareil en saisiront immédiatement les avantages ; aussi, c'est au nom de l'humanité que nous adjurons les membres des Administrations communales d'en ordonner l'emploi dans les écoles qu'ils fondent de tous côtés. Nous osons dire enfin que si notre système l'emporte sur les vieilles habitudes, nous pourrons compter par millions les jeunes sujets auxquels nous aurons rendu service.

---

(1) Au moment où nous imprimons, le résultat cherché est obtenu.

NANTES, IMPRIMERIE DE Mᵐᵉ Vᵉ C. MELLINET, PLACE DU PILORI, 5.